BEI GRIN MACHT SICH IHR WISSEN BEZAHLT

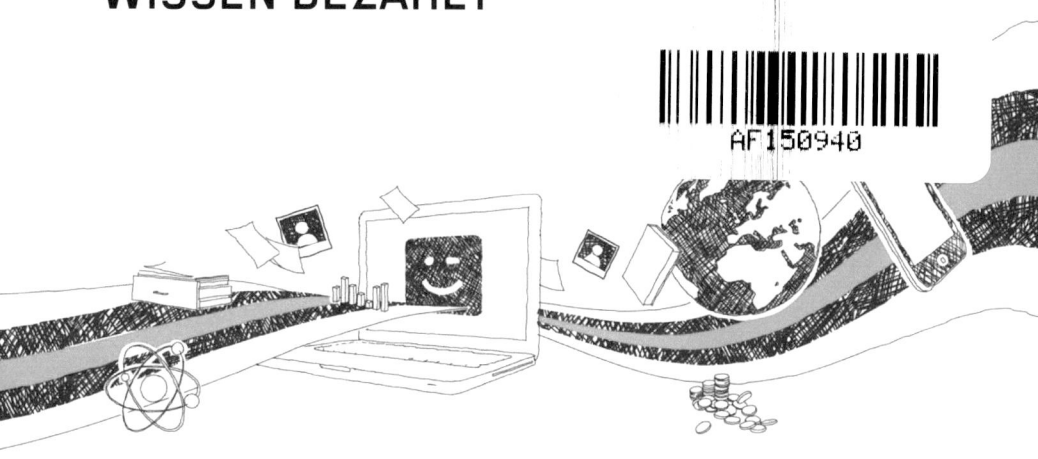

AF150940

- Wir veröffentlichen Ihre Hausarbeit, Bachelor- und Masterarbeit

- Ihr eigenes eBook und Buch - weltweit in allen wichtigen Shops

- Verdienen Sie an jedem Verkauf

Jetzt bei www.GRIN.com hochladen und kostenlos publizieren

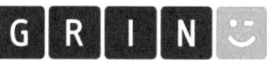

Bibliografische Information der Deutschen Nationalbibliothek:

Die Deutsche Bibliothek verzeichnet diese Publikation in der Deutschen National-
bibliografie; detaillierte bibliografische Daten sind im Internet über http://dnb.d-
nb.de/ abrufbar.

Dieses Werk sowie alle darin enthaltenen einzelnen Beiträge und Abbildungen
sind urheberrechtlich geschützt. Jede Verwertung, die nicht ausdrücklich vom
Urheberrechtsschutz zugelassen ist, bedarf der vorherigen Zustimmung des Verla-
ges. Das gilt insbesondere für Vervielfältigungen, Bearbeitungen, Übersetzungen,
Mikroverfilmungen, Auswertungen durch Datenbanken und für die Einspeicherung
und Verarbeitung in elektronische Systeme. Alle Rechte, auch die des auszugsweisen
Nachdrucks, der fotomechanischen Wiedergabe (einschließlich Mikrokopie) sowie
der Auswertung durch Datenbanken oder ähnliche Einrichtungen, vorbehalten.

Impressum:

Copyright © 2009 GRIN Verlag
Druck und Bindung: Books on Demand GmbH, Norderstedt Germany
ISBN: 9783640921836

Dieses Buch bei GRIN:

https://www.grin.com/document/172085

Andreas Hansen

Ernährungsverhalten - Einflussfaktoren, Motive & Änderungsansätze

GRIN Verlag

GRIN - Your knowledge has value

Der GRIN Verlag publiziert seit 1998 wissenschaftliche Arbeiten von Studenten, Hochschullehrern und anderen Akademikern als eBook und gedrucktes Buch. Die Verlagswebsite www.grin.com ist die ideale Plattform zur Veröffentlichung von Hausarbeiten, Abschlussarbeiten, wissenschaftlichen Aufsätzen, Dissertationen und Fachbüchern.

Besuchen Sie uns im Internet:

http://www.grin.com/

http://www.facebook.com/grincom

http://www.twitter.com/grin_com

UNIVERSITÄT FLENSBURG
INSTITUT FÜR PSYCHOLOGIE, ABT. GESUNDHEITSPSYCHOLOGIE UND
GESUNDHEITSBILDUNG
SEMINAR: GESUNDHEITSVERHALTEN UND GESUNDE LEBENSWEISEN; SOSE 09
4. FACHSEMESTER

Ernährungsverhalten

Einflussfaktoren, Motive & Änderungsansätze

Andreas Hansen

Abgabedatum: 17.08.2009

Inhalt   Seite

1. Einleitung

Die Prävalenz von Übergewicht und Adipositas hat in den letzten Jahrzehnten stetig zugenommen. Eine wesentliche Ursache hierfür ist im Ernährungsverhalten der Menschen zu finden. Ernährungsverhalten, welches sich z.b. in Form von übermäßigem Konsum von zu fetthaltiger und kalorienreicher Nahrung darstellt, kann als Risikofaktor für die Entstehung von Adipositas und einer Reihe von Erkrankungen gesehen werden. Demgegenüber steht eine ausgewogene Ernährung, die sowohl einer ausreichenden Nährstoffversorgung dient, als auch präventive Wirkung, hinsichtlich einiger Erkrankungen, aufweist. Es stellt sich die Frage, wodurch das positive Ernährungsverhalten (Gesundheitsverhalten) beeinflusst wird. In der folgenden Hausarbeit werde ich auf die beeinflussenden Faktoren zum Ernährungsverhalten eingehen. Zur Erklärung von Ernährungsverhalten wird das HAPA-Modell, das von dem Gesundheitspsychologen Schwarzer entwickelt wurde, herangezogen. Im weiteren Verlauf wird auf die Vorrausetzungen zur Veränderung des Ernährungsverhaltens eingegangen und Änderungsansätze erläutert.

2. Essen und Ernährung

Zunächst einmal sollen die beiden Begriffe Essen und Ernährung kurz voneinander abgegrenzt werden. Essen bezeichnet in der Regel den direkten Vorgang der Nahrungsaufnahme. Hiermit werden eher positiv besetzte Konnotationen, wie der Genusswert der Nahrung oder die soziale Komponente des Essvorgangs, in Verbindung gebracht. Wird hingegen von Ernährung gesprochen, stehen eher der Nährwert der Nahrung und der gesundheitliche Aspekt im Vordergrund. Hier findet also die Verknüpfung mehr auf der kognitiv-rationalen Ebene statt (vgl. Pudel & Westenhöfer, 1998). Die Ursache dafür, dass Ernährungsaufklärung bisher nur wenig Erfolg bei der Änderung des Ernährungsverhaltens zeigte, könnte womöglich dadurch begründet sein, dass das eigentliche Ziel der Prävention ein verändertes Essverhalten ist. Hierfür ist allerdings die kognitive Betrachtung nur ein Aspekt unter mehreren (vgl. Pudel, 2009).

3. Gesunde Ernährung

Um sich zu entwickeln, um psychisch und physisch gesund zu bleiben und um Leistungsfähigkeit zu erhalten, muss der menschliche Organismus Nahrung aufnehmen. Dazu gehört, dass sowohl Makronährstoffe (Fette, Kohlenhydrate und Proteine), als auch Mikronährstoffe (Vitamine, Mineralstoffe, Spurenelemente), dem Körper in ausreichender Menge zugeführt werden. Außerdem sind Ballaststoffe, sekundäre Pflanzenstoffe und ausreichend Flüssigkeit für eine ausgewogene Ernährung von Bedeutung (vgl. Pudel, 2009). Viele Jahre standen v.a. der Erhalt der Körperfunktion und das Vermeiden von Mangelerscheinungen im Vordergrund der Bewertung von Nahrungsmitteln und Nährstoffen. Erst seit einigen Jahren wird vermehrt auch die präventive Bedeutung der Ernährung mitberücksichtigt (vgl. Leitzmann et al. 2003). Als Beispiel sei hier die antioxidative Wirkung einiger Vitamine genannt und die präventive Funktion der Ballaststoffe in Bezug auf Darmtumore. Für eine gesunderhaltende Ernährung gibt es von verschiedenen Fachgesellschaften Empfehlungen, in dessen Vordergrund eine ausgewogene Ernährung steht. Empfehlungen bedeuten gleichsam, dass keine Verbote hinsichtlich bestimmter Nahrungs- und Genussmittel ausgesprochen werden. Dies entspricht der Auffassung, dass es keine nur guten oder nur schlechten Nahrungsmittel, bzw. eine strikte Trennung zwischen gesunden und ungesunden Lebensmitteln gibt. Die zugeführte Menge ist hierbei das ausschlaggebende Kriterium (vgl. Pietrowsky, 2006). Die richtige Dosis von Nährstoffen wird u.a. bei den lebenswichtigen Elektrolyten deutlich. So sind z.B. Natrium und Kalium für den menschlichen Organismus überlebenswichtig. Ein erhöter Kaliumspiegel im Blut kann jedoch zu Herzrhythmusstörungen und im extremen Fall sogar zum Tode führen (vgl. Gerlach et al. 2000). Die Deutsche Gesellschaft für Ernährung (DGE) hat zehn Regeln als Empfehlung ausgesprochen, die nicht nur den Bedarf an Nährstoffen, Nahrung als Energielieferant und die gesunderhaltende Funktion berücksichtigen, sondern auch die präventive Fähigkeit einiger Nährstoffe. Die Regeln lauten: 1. Vielseitig essen, 2. Reichlich Getreideprodukte – und Kartoffeln, 3. Gemüse und Obst – Nimm „5" am Tag, 4. Täglich Milch und Milchprodukte; ein- bis zweimal in der Woche Fisch; Fleisch, Wurstwaren sowie Eier in Maßen, 5. Wenig Fett und fettreiche Lebensmittel, 6. Zucker und Salz in Maßen, 7. Reichlich Flüssigkeit, 8. Schmackhaft und schonen zubereiten, 9. Nehmen Sie sich Zeit, genießen Sie ihr Essen, 10. Achten Sie auf ihr Gewicht und bleiben Sie in Bewegung (vgl. DGE, 2009).

4. Wandel im Ernährungsverhalten

Infolge der sich verändernden Lebensumwelt hat sich das Ernährungsverhalten der deutschen Bevölkerung ebenfalls verändert. Nach dem Zweiten Weltkrieg herrschte vielfach ein Mangel an Lebensmitteln. In der Gegenwart hat sich dieser Mangel ins Gegenteil verschoben und wir können heute von einer Überflusssituation sprechen (vgl. Pudel & Westenhöfer, 1998). Durch die geringe Verfügbarkeit vieler Lebensmittel wurde in Zeiten des Mangels grade diesen ein besonderer Wert zugeschrieben. So konnten in der Nachkriegszeit z.b. Fleisch- und Wurstwaren und Milchprodukte nur selten auf dem Speiseplan stehen. Auch war der Konsum von Süßigkeiten vielmehr Ausnahme als Normalität. Im Gegensatz dazu waren Kartoffeln und stärkehaltige Gemüsesorten in größerer Menge verfügbar. Je leichter bestimmte Lebensmittel verfügbar sind und je größer das Angebot ist, desto niedriger ist der individuelle Wert, der diesem Lebensmittel zugeschrieben wird (ebd.). In der Gegenwart sind in Deutschland praktisch alle Lebensmittel zu jeder Zeit in ausreichender Menge vorhanden. Die Kosten hierfür sind jedoch vergleichsweise gering. Möglicherweise ist diese „Wertminderung" des Essens ein Grund dafür, dass die Ernährung vielfach als nebensächlich betrachtet und quasi nebenbei erledigt wird.

5. Einfluss auf das Ernährungsverhalten

5.1 Einflussfaktoren

Bei dem Einfluss auf die individuelle Nahrungsaufnahme sind unterschiedliche Faktoren beteiligt. So ist beispielsweise nicht allein der Füllungszustand des Magens für den Beginn und die Beendigung des Essvorgangs verantwortlich. Bedeutend sind neben den biologischen Faktoren auch psychologische und soziale. Als biologische Einflussfaktoren gelten der schon genannte Füllungszustand des Magens, die Menge der Makrobestandteile im Blut – z.B. Absinken des Blutzuckerspiegels bewirkt ein

Hungergefühl – die hormonellen Einflüsse und die Regulation durch des zentrale Nervensystem (vgl. Pietrowsky, 2006). Bei den psychologischen Einflussfaktoren werden die emotionalen und die kognitiven als bedeutend genannt. Auf der emotionalen Ebene können zum Einen positive Emotionen, wie Entspannung, zu einer Änderung des Ernährungsverhaltens führen. Jedoch können auch negative Empfindungen, zu denen Trauer, Angst und Depression gehören, die Menge und Art der Nahrungsmittel beeinflussen. Zu den kognitiv prägenden Faktoren zählen die Risikoeinschätzung, Wirksamkeitserwartungen und Attributionen. Risikoeinschätzung meint die persönliche Einschätzung, inwieweit die eigene Gesundheit als gefährdet angesehen wird. Mit der Wirksamkeitserwartung sind die Ergebniserwartung und die Selbstwirksamkeitserwartung gemeint. Die Höhe der Ergebniserwartung besagt, wie stark die Erwartung ist, dass eine Verhaltensänderung auch zum gewünschten Ergebnis führt. Die Selbstwirksamkeitserwartung besagt hingegen, ob eine Person sich selbst dazu in der Lage sieht, die Verhaltensänderung auch umzusetzen. Die Attributionen sind hier als die Ursachen zu verstehen, die dem Übergewicht zugeschrieben werden. Hierbei wird zwischen internen und externen, stabilen gegenüber variablen und kontrollierbaren im Gegensatz zu unkontrollierbaren, unterschieden. Die persönlich zugeschriebenen Attributionen beeinflussen die Absicht zur Veränderung, also der Gewichtsreduktion. Besteht die Auffassung, dass die Ursache des Übergewichts hauptsächlich in der genetischen Veranlagung liegt, ist die Intention zur Veränderung vermutlich geringer, als wenn veränderbare Ursachen angenommen werden. Eine veränderbare Ursache könnte z.B. das häufige Zurückgreifen auf Fertigprodukte und Fast-Food sein. Bei den sozialen Einflussfaktoren auf das Ernährungsverhalten wird zwischen den sozialen Normen, dem Vergleich mit anderen Menschen – meist innerhalb des eigenen sozialen Netzwerkes – der sozialen Unterstützung, aber auch soziodemographischen Variablen, zu denen das Alter und das Geschlecht zählen, differenziert (ebd.). Kinder lernen schon früh, durch Nachahmung ihrer sozialen Bezugspersonen, welche Lebensmittel gegessen werden. Sie lernen dadurch ein individuelles Ernährungsverhalten und in diesem Zusammenhang auch, welche Nahrungsmittel genießbar sind und welche ungenießbar. Das individuelle Verhalten wird über viele Jahre durch die verschiedenen Einflussfaktoren geprägt und ist in der Regel sehr stabil, wodurch auch eine Veränderung nur langsam und langfristig zu erreichen ist (vgl. Leitzmann et al. 2003). Die Bedeutung des Lernens am Modell, also die

Vorbildfunktion der Eltern und anderer Bezugspersonen beim Ernährungsverhalten, wird durch den „Mere Exposure-Effekt" beschrieben. Dieser besagt, dass die Auswahl der Nahrungsmittel nicht dadurch geschieht, dass dieses gemocht wird, sondern die Speise gemocht wird, weil sie gegessen wird. Kinder lernen also durch Gewohnheitsbildung (vgl. Pudel. 2009). In diesem Zusammenhang erscheint auch die Tatsache logisch, dass Kinder die Geschmackspräferenzen ausprägen, die in ihrer eigenen Kultur typisch sind. Für die Auswahl von bestimmten Lebensmitteln sind nach Pudel & Westenhöfer (1998) eine Reihe von Faktoren bedeutsam. Dies können z.b. der Geschmacksanspruch, kulturelle Einflüsse, soziale Statusgründe und Gesundheitsüberlegungen sein (vgl. Pudel & Westenhöfer, 1998, S.52).

5.2   Motivation zur Änderung

Wodurch werden Menschen dazu motiviert, ihr Ernährungsverhalten zu ändern? Eine mögliche Ursache ist, dass bestimmte Symptome aufgetreten sind, welche eine Bedrohung der eigenen Gesundheit deutlich machen. Das Wissen über bestimmte gesunderhaltende Effekte von Nahrungsmitteln und Nährstoffen kann nun dazu führen, dass die Ernährung bewusster und „gesünder" gestaltet wird. Auch wenn bisher keine Symptome aufgetreten sind, kann die spätere Gesundheit als Motivation zur „gesunden Ernährung" werden (vgl. Schwarzer, 2004). Eine Ernährungsumstellung kann auch ästhetisch motiviert sein. Das primäre Ziel ist nicht, durch die Nahrung eine gesündere Lebensweise zu gestalten, sondern die Steigerung der eigenen Attraktivität und der Wunsch nach Anerkennung und dem Entsprechen einer bestimmten sozialen Norm (ebd.).

5.3   Erklärungsmodelle zum Gesundheitsverhalten

Zur Erklärung und zur Vorhersage von Gesundheitsverhalten werden verschiedene Theorien und Modelle herangezogen. Bekannte Modelle sind z.B. das Health Belief-Modell, bei dem v.a. die wahrgenommene Verwundbarkeit im Vordergrund steht, auf dessen Basis eine Kosten-Nutzen Abwägung stattfindet. Eine weitere Theorie ist die sozial-kognitive Theorie von Badura. Der Gesundheitspsychologe Schwarzer (2004) hat das sozial-kognitive Modell um einen weiteren Aspekt, nämlich die Volition, erweitert und das Health Action Process Aproach Modell (HAPA) entwickelt (Schwarzer, 2004). Die Entstehung von Ernährungsverhalten, als ein Bereich des Gesundheitsverhaltens, soll mithilfe des HAPA-Modells erklärt werden. In vereinfachterer Form dargestellt, wird das Verhalten hier in die Phase der Absichtsbildung (Intention) und die Phase der Umsetzung (Volition) aufgeteilt. Für die Absichtsbildung zu einer Veränderung des Ernährungsverhaltens muss zunächst einmal eine Bedrohung wahrgenommen werden. Im Fall von Übergewicht ist es möglich, dass die Bedrohung als sehr gering wahrgenommen wird, da nicht zwangsläufig eine Beeinträchtigung der Gesundheit mit dem Übergewicht einhergeht. Der zweite Punkt – die Verwundbarkeit – wird oftmals von Übergewichtigen bzw. Adipösen nicht sehr hoch eingeschätzt, da viele Betroffene über einen langen Zeitraum ohne wesentliche gesundheitliche Probleme leben. Wenn nun jedoch die Bedrohung der eigenen Gesundheit und Verwundbarkeit wahrgenommen wird, führt dies nicht automatisch zu gesundheitsfördernden Maßnahmen. Hierfür ist außerdem bedeutsam, ob die Betroffenen eine Ergebniserwartung dahingehend haben, dass es erfolgreiche Möglichkeiten zur Gewichtsreduktion gibt. Mit der außerdem erforderlichen Kompetenzerwartung wird beschrieben, ob die Person, die ihr Gewicht reduzieren will, auch selbst daran glaubt, dass sie in der Lage ist, die erforderlichen Maßnahmen durchzuführen (vgl. Klotter, 2007). Die Kompetenzerwartung ist einer der wesentlichen Prädikatoren für ein positives Ernährungsverhalten. So fanden Weinberg et al. (1984) heraus, dass diejenigen Probanden eines Programms zur Gewichtsreduktion erfolgreicher waren, die eine höhere Kompetenzerwartung besaßen. Ein weiteres Ergebnis dieser Studie war, dass nicht nur die tatsächlich vorhandene Selbstwirksamkeitserwartung einen positiven Effekt hatte, sondern auch der Glaube daran (vgl. Pietrowsky, 2006, S. 186). Auch wenn die Selbstwirksamkeitserwartung ein wesentlicher Aspekt zur Erklärung von Gesundheitsverhalten ist, so reicht dies allein nicht aus. Zur Intention muss, wie bereits erwähnt, die Volition hinzutreten – also der Wille dazu, die beabsichtigte Verhaltensänderung auch auszuführen (ebd.). Im volitionalen Prozess sind die Planung, die Handlungskontrolle und die Handlung selbst enthalten. Faktoren, die trotz gefasster Absicht, die Durchführung erschweren können, sind z.B. ökonomische Aspekte. Wenn die Entfernung zu einem Sportverein sehr groß ist, oder der nächste Supermarkt mit frischen Lebensmitteln nur durch ungünstige

Busverbindungen zu erreichen ist, kann dies eine zusätzliche Barriere für die Umsetzung bedeuten. Desweiteren können Mitglieder des sozialen Netzwerkes einerseits als Unterstützung hilfreich sein, indem z.b. eine Ernährungsumstellung von der gesamten Familie mit vollzogen wird, jedoch kann von der Familie oder Freunden eine Veränderung auch erschwert werden, wenn diese sich z.b. über die neue Nahrungsweise amüsieren oder weiterhin auf fettreiche Lebensmittel zurückgreifen (vgl. Klotter, 2007).

6. Änderung des Ernährungsverhaltens

6.1 Voraussetzungen für eine langfristige Änderung

Als wichtige Prädikatoren für eine erfolgreiche Gewichtsreduktion gilt die Dauer der Programme. Sie sollten langfristig gestaltet werden, womit ein Zeitraum von 1-1½ Jahren gemeint ist. Desweiteren erweist sich eine interdisziplinäre Betreuung als förderlich. Hierbei kooperieren z.B. Ernährungsberater, Ärzte, Psychologen, Bewegungstherapeuten und Verhaltenstherapeuten miteinander. Das Ziel der Therapie – meist eine Gewichtsreduktion – sollte realistisch sein, denn ein von vornherein nicht erreichbar erscheinendes Ziel, wird vermutlich eher demotivierend wirken. Als realistisch gilt eine Gewichtsabnahme von ungefähr 8-10 kg im Verlauf eines viertel Jahres (vgl. Diedrichsen, 2003). Als eher ungünstig erweisen sich rigide Kontrollen des eigenen Essverhaltens. Flexible Kontrollen erscheinen hier günstiger. Dies bedeutet, dass hier die Verwendung von Imperativen, wie „nie" und strikte Verbote vermieden werden sollten. Wenn nämlich ein Vorsatz gebrochen wurde, erscheinen die ganzen Bemühungen der Gewichtsreduktion als hinfällig. Besser ist es, statt „Ich esse gar keine Süßigkeiten mehr" eine flexiblere Vorgabe zu machen. So könnte man sich bei diesem Beispiel das Ziel setzten. „Ich esse nur noch einmal in der Woche Süßigkeiten" oder „Wenn ich etwas Süßes gegessen habe, werde ich am Abend etwas weniger essen" (vgl. Pudel, 2009). Mahlzeiten sollten vorausgeplant werden und Essen zwischen den Mahlzeiten sollte hingegen vermieden werden. Das Zählen von Kalorien erweist sich außerdem als hinderlich bei der Gewichtsreduzierung (vgl. Diedrichsen, 2003).

6.2 Änderungsansätze

Bei bisher durchgeführten Maßnahmen zur Ernährungsumstellung hat sich gezeigt, dass das Wissen über gesunde Ernährung und reine Informationsweitergabe nicht ausreichen, um langfristig eine Veränderung herbeizuführen (vgl. Pietrowsky, 2006). Obwohl eine breite Aufklärung in der Gesellschaft stattgefunden hat, wodurch das Wissen um gesunde und weniger gesunde Lebensmittel vorhanden ist, leben in Deutschland mittlerweile ca. 50 % der Bevölkerung mit Übergewicht und bei ca. 20 % besteht eine Adipositas (vgl. Pudel, 2009). Bei der reinen Wissensvermittlung wurde den Menschen unterstellt, dass bei der Lebensmittelwahl v.a. der gesundheitliche Wert der Nahrung im Vordergrund steht. Dabei wurden vielfach die weiteren beeinflussenden Faktoren, sozio-kulturelle und psycho-soziale, nicht ausreichend betrachtet (vgl. Diedrichsen, 2003). Daher stellt sich die Frage, durch welche Maßnahmen eine langfristige Ernährungsumstellung initiiert werden kann und ein gesunderhaltenes Ernährungsverhalten stabil bleibt.

Zu den Maßnahmen, die zu einer Gewichtsreduktion führen sollen, zählen zum Einen das Fasten und verschiedene Diäten. Beim Fasten wird in der Regel über einen kurzen Zeitraum auf feste Nahrung verzichtet. Lediglich bestimmte Nährstoffe werden, meist in flüssiger Form, zugeführt (vgl. Schwarzer, 2004). Hierzu zählen Vitamine, Mineralstoffe und Proteine, die z.B. in pulverisierter Form als Getränkezusatz erhältlich sind. Bei den unterschiedlichen Diäten wird oftmals auf bestimmte Nahrungsmittel oder Nährstoffe verzichtet und gleichzeitig anderen Nährstoffen besondere Priorität zugesprochen. Nachdem die Diät beendet wurde, kommt es jedoch meist wieder zu einer Gewichtszunahme, da das ursprüngliche Essverhalten wieder aufgenommen wird (Jojo-Effekt) (vgl. Diedrichsen, 2003). Eine weitere verwendete Möglichkeit zur Gewichtsreduzierung sind Appetitzügler. Mit dieser medikamentösen Therapie wird zwar meist eine reduzierte Kalorienaufnahme erreicht und somit auch eine Gewichtsreduktion, jedoch wird der Effekt dem Medikament zugeschrieben und nicht der eigenen Kompetenz. Daher kommt es nach Beendigung der Medikamenteneinnahme erneut zu einer Gewichtszunahme. Der Appetit und das Essverhalten haben sich während der Therapie nicht verändert. Erfolgversprechender sind Verhaltensmodifikationen. Bei diesem Ansatz soll langfristig eine Verhaltensänderung stattfinden (vgl. Schwarzer, 2004). Mit den Verhaltenstherapeutischen Maßnahmen soll vor allem unerwünschtes

Ernährungsverhalten abgebaut werden und im Gegenzug dazu erwünschtes Ernährungsverhalten aufgebaut werden (vgl. Diedrichsen, 2003). Vor Beginn einer Maßnahme steht die individuelle Betrachtung der Betroffenen im Vordergrund, denn nur dadurch kann die Beratung auch Hilfe zur Selbsthilfe werden (vgl. Leitzmann et al. 2003). Ein erster Schritt der Verhaltenstherapie ist die Selbstbeobachtung. Hierbei wird in einem Ernährungstagebuch von den Klienten über eine begrenzte Zeit – z.B. eine Woche – das eigene Ess- und Ernährungsverhalten dokumentiert. Im Anschluss daran findet mithilfe des Beraters/Therapeuten eine Auswertung hinsichtlich der Nahrungsinhalte statt. Ein zweiter und wichtiger Schritt ist nun die Entwicklung von Reizkontrolltechniken. Hierdurch soll erreicht werden, dass die Reize minimiert werden, die das problematische Ernährungsverhalten auslösen. Als Beispiel sei hier das Einkaufsverhalten genannt. Förderlich kann z.B. das Einkaufen mithilfe einer Einkaufsliste sein, wodurch wahlloses Einkaufen vermieden wird (vgl. Diedrichsen, 2003). Während des Essvorgangs können bestimmte Techniken zu einer verminderten Kalorienaufnahme führen. So kann zwischen jedem Bissen das Besteck beiseite gelegt werden und jeder Bissen gezählt werden, damit hastiges Essen vermieden wird (vgl. Schwarzer, 2004). Hierdurch soll u.a. das Wahrnehmen des physiologischen Sättigungsgefühls (neu-)erlernt werden, welches erst nach ungefähr 20 Minuten eintritt (vgl. Pudel & Westenhöfer, 1998). Wenn nun bei Kontrollen des Gewichts Erfolge festzustellen sind, erweist sich eine Verstärkung durch Belohnung als förderlich. Dies kann auf verschiedene Art geschehen. Wenn festgelegte Ziele erreicht werden, kann z.B. eine Selbstbelohnung, in Form eines Kinobesuchs, oder Ähnlichem stattfinden. Freunde und Familienangehörige lassen sich mit einbeziehen, indem sie die Betroffenen für erreichte Ziele loben (vgl. Schwarzer, 2004). Die Vermittlung von Ernährungsinformationen ist selbstverständlich ebenfalls ein wichtiger Aspekt für die Verhaltensmodifikation. Hierbei soll u.a. die Zusammensetzung der Inhaltsstoffe von Lebensmitteln erlernt werden. Ebenso gehört körperliche Aktivität zur Verhaltenstherapie. Durch eine steigende körperliche Aktivität wird der Grundumsatz erhöht und dadurch der Verbrauch von Kalorien. Durch kognitives Umstrukturieren soll ein Umdenken bei den Betroffenen stattfinden. Ziele dürfen nicht unerreichbar erscheinen und es sollte, negative Gedanken, z.B. „Ich werde immer zu viel wiegen" vermieden werden (vgl. Diedrichsen, 2003).

6.2.1 Programme für Kinder

Dadurch, dass Kinder schon frühzeitig durch Gewohnheitsbildung ein Essverhalten erlernen, welches im späteren Verlauf des Lebens nur langsam und sehr schwierig veränderbar ist (vgl. Pudel, 2009), zeigt sich, dass frühzeitig ein gesundheitsförderliches Ernährungsverhalten erlernt werden sollte. Grade bei Kindern zeigt sich, dass das Wissen allein nicht ausreicht, sondern verhaltensorientierte Vermittlung deutlich höhere Effekte nach sich zieht (vgl. Pietrowsky, 2006). Prägend für das Ernährungsverhalten von Kindern erweist sich außerdem das Angebot an „gesunden" Nahrungsmitteln. Bei Interventionsmaßnahmen zum Übergewicht von Kindern, sollte die ausschließliche Betrachtung der Nahrungszusammensetzung und des Körpergewichts vermieden werden, da hierdurch eher ein Diätverhalten gefördert wird, welches als Risikofaktor für eine Essstörung gesehen werden kann (ebd.). Im Rahmen verhaltensorientierter Programme ist körperliche Aktivität zwar ein wichtiger Aspekt zur Gewichtsreduzierung (vgl. Diedrichsen, 2003), jedoch sollte bei Kindern eher auf Sport verzichtet werden, wenn dessen Ziel ausschließlich die Reduzierung von Körpergewicht ist (vgl. Pietrowsky, 2006).

6.2.2 Verhaltens- oder Verhältnisprävention?

Der individuelle Ansatz bei der Prävention von Ernährungsstörungen ist zweifelsfrei ein sehr wichtiger und sollte keinesfalls außer Acht gelassen werden. Allerdings steht dem gegenüber ein weiterer Ansatz der Prävention – die Verhältnisprävention. Beispiele aus anderen Lebensbereichen zeigen, dass eine ausschließliche Verhaltensprävention nicht ausreicht. So wurde die Zahl der Unfalltoten im Wesentlichen nicht durch Aufklärung und Appelle an die Autofahrer erreicht, sondern durch veränderte Rahmenbedingungen. Dazu zählen z.B. die Sicherheitsgurtpflicht und Airbags (vgl. Pudel, 2009). Im Bereich der Gewichtsreduktion sind z.B. gut ausgebaute und flächendeckende Fahrradwege ein Weg um die Motivation zum Fahrradfahren und somit der körperlichen Bewegung zu erhöhen. Für eine Veränderung des Ernährungsverhaltens sind mögliche Maßnahmen veränderte Zusammensetzung der Lebensmittel und Mahlzeiten und verbesserte Möglichkeiten für die Außer-Haus-Verpflegung (ebd.). Denn grade für Jugendliche ist die Bequemlichkeit und der Genusswert bei der Lebensmittelwahl ein wichtiges Kriterium und vielfach wird auf Fertigprodukte oder teilweise vorbereite Lebensmittel zurückgegriffen (vgl. Faltermaier, 2005). Weitere Ansatzpunkte sind veränderte Rahmenbedingungen für das Einkaufsverhalten und eine Umgestaltung von Supermärkten und Restaurants, damit hier mehr Früchte und Gemüse gekauft bzw. konsumiert werden (vgl. Klotter, 2007).

7. Fazit

Es hat sich gezeigt, dass die Bedingungsfaktoren für Ernährungsverhalten sehr komplex sind. Ernährungsverhalten wird schon frühzeitig erlernt und ist nur langsam veränderbar. In diesem Zusammenhang erscheint es als besonders wichtig, dass Interventionen so früh wie möglich geschehen. Dabei sollte v.a. der verhaltensorientierte Ansatz im Vordergrund stehen, da dies erfolgversprechender scheint, als rein kognitive Ansätze. Eine weitere wichtige Möglichkeit bietet m.E. die Verhältnisprävention.

8. Literaturverzeichnis & Internetquelle

Diedrichsen, I. (2003*). Ernährung und Gewichtskontrolle.* In Jerusalem, M. & Weber, H. (Hrsg.), Psychologische Gesundheitsförderung. Diagnostik und Prävention (S. 233-246) Göttingen: Hogrefe.

Faltermaier, T. (2005). *Gesundheitspsychologie.* Stuttgart: Kohlhammer Urban

Gerlach U., Wagner, H., Wirth, W. (2000). *Innere Medizin für Pflegeberufe.* Stuttgart: Thieme.

Klotter, C. (2007). *Einführung Ernährungspsychologie.* Basel: Reinhardt Verlag.

Leitzmann, C., Müller, C., Michel, P., Brehme, U., Hahn, A., Laube, H. (2003). *Ernährung in Prävention und Therapie.* Stuttgart: Hippokrates Verlag.

Pietrowsky, R. (2006). *Ernährung.* In B. Renneberg & P. Hammelstein (Hrsg.), (2006). Gesundheitspsychologie (S.173-193). Heidelberg: Springer Medizin Verlag.

Pudel, V. (2009). *Prävention von Ernährungsstörungen.* In K. Hurrelmann, T. Klotz & J. Haisch (Hrsg.), Lehrbuch Prävention und Gesundheitsförderung (2. überarbeitete Auflage) (S.109-118). Bern: Huber.

Pudel, V. & Westenhöfer, J. (1998). *Ernährungspsychologie.* Göttingen: Hogrefe.

Schwarzer, R. (2004). *Psychologie des Gesundheitsverhaltens.* Göttingen: Hogrefe.

Deutsche Gesellschaft für Ernährung (2009). *Vollwertig Essen und Trinken nach den 10 Regeln der DGE* [Internet]
URL: http://www.dge.de/modules.php?name=Content&pa=showpage&pid=15   (Stand: 10.08.09)

BEI GRIN MACHT SICH IHR WISSEN BEZAHLT

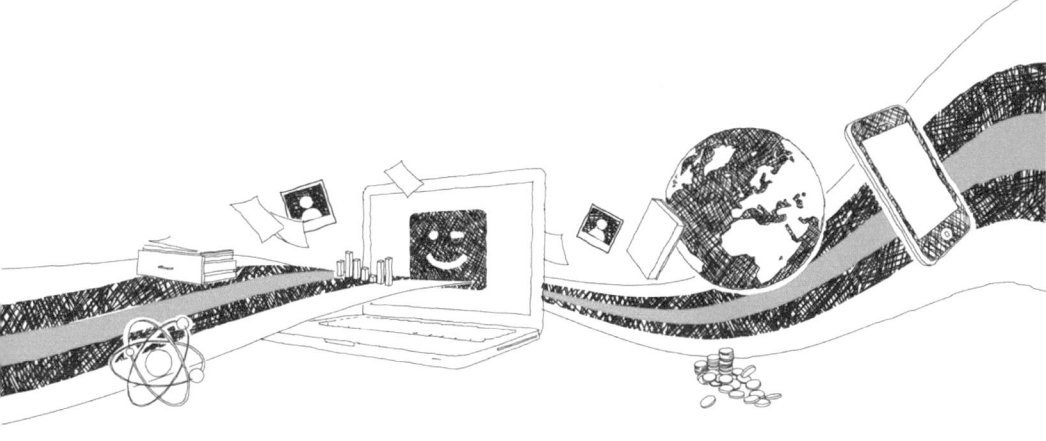

- Wir veröffentlichen Ihre Hausarbeit,
  Bachelor- und Masterarbeit

- Ihr eigenes eBook und Buch -
  weltweit in allen wichtigen Shops

- Verdienen Sie an jedem Verkauf

**Jetzt bei www.GRIN.com hochladen
und kostenlos publizieren**

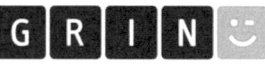